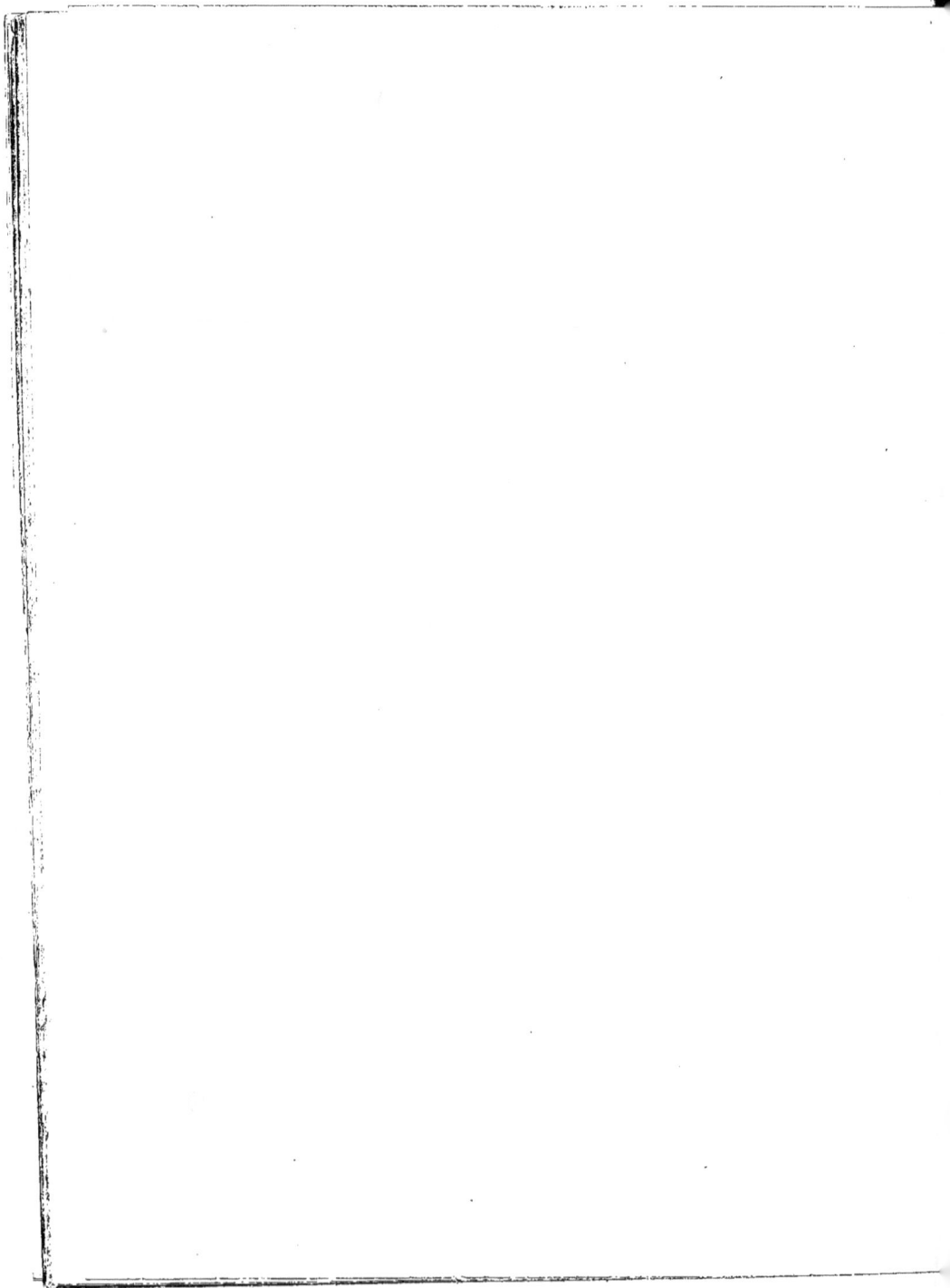

PRÉFECTURE DU DÉPARTEMENT DE LA SEINE.

TRAITÉ

POUR LA DISTRIBUTION

DES EAUX DE SEINE

DANS LA VILLE DE PARIS.

—

PROJET.

(Décembre 1837.)

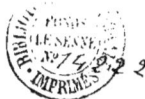

(5)

PROJET

DE

DÉLIBÉRATION.

Le Conseil,

Vu le cahier de charges, approuvé par ordonnance royale du 23 décembre 1829 pour la mise en adjudication de l'entreprise générale de la distribution des eaux dans Paris, ladite adjudication ayant été depuis tentée sans résultat;

Vu la délibéraiion du 19 avril 1833, par laquelle le Conseil municipal a été d'avis que la ville de Paris conservât exclusivement le soin de distribuer les eaux de l'Ourcq et des sources dans la capitale, et, pour parvenir à l'exécution de ce

1

nouveau système, a soumis à **M.** le Préfet de la Seine un cahier d'indications contenant les bases principales d'un nouveau cahier des charges;

Vu la délibération du 28 février 1834, par laquelle le Conseil municipal a approuvé le nouveau cahier de charges pour cette entreprise, et fixé une redevance au profit de la ville pour l'abandon qu'elle ferait de son service des eaux de Seine ;

Vu le mémoire du 12 novembre 1835, par lequel **M.** le Préfet de la Seine fait connaître au Conseil que ce cahier de charges, transmis à M. le ministre de l'intérieur, a été examiné par le Conseil général des ponts et chaussées, qui a proposé quelques modifications sur lesquelles M. le ministre a demandé que le Conseil municipal fût appelé à délibérer;

Vu la lettre de M. le ministre de l'intérieur, en date du 14 février 1835 ; ensemble les observations de l'administration des ponts et chaussées, et les changements qu'elle propose audit cahier des charges;

Vu le mémoire du 18 février dernier par lequel **M.** le Préfet de la Seine communique au Conseil un projet de traité souscrit par MM. Lees et compagnie;

Vu le projet de traité dont il s'agit, modifié par suite de la discussion à laquelle s'est livré le Conseil municipal, dans ses séances des 5, 8, 12, 15, 19 et 22 avril 1836;

Vu la délibération du 22 avril 1836 et le projet de traité dont elle contient l'approbation ;

Vu les modifications proposées par le conseil général des ponts et chaussées et développées dans la lettre de M. le directeur général de cette administration, en date du 25 août 1836;

Vu le mémoire du 26 octobre dernier, par lequel M. le Préfet de la Seine annonce que MM. Curtis et plusieurs autres banquiers, se présentent aujourd'hui pour souscrire l'ancien projet de traité, avec les modifications proposées;

Considérant que le sieur Lees a abandonné ce projet;

Considérant que M. Curtis présente à l'administration les garanties nécessaires pour la réalisation du traité;

Considérant que de nouvelles modifications en ont amélioré quelques conditions;

Considérant que l'acceptation de ce traité réalisera une entreprise dont l'administration municipale s'occupe depuis longtemps.

Considérant que si la ville renonce à la redevance qui était exigée par les anciens projets de cahier des charges, elle garde son service des eaux de la Seine qui en est l'équivalent;

Considérant que l'administration en couservant à la ville son service des eaux de Seine la préserve de toutes les chances de cette vaste entreprise :

Ouï le rapport de sa Commission ,

LE CONSEIL délibère ce qui suit :

1° M. le Préfet de la Seine est autorisé à traiter, au nom de la ville de Paris , avec M. Timothy-Abraham CURTIS , banquier, ou avec la compagnie qu'il aurait constituée, pour la distribution, dans Paris, des eaux de Seine filtrées, aux conditions stipulées dans le projet ci-après transcrit.

2° M. Curtis devra, préalablement à la signature de tout traité, justifier d'un dépôt de garantie de deux millions, versés à la caisse municipale. Ce dépôt pourra être réalisé, soit en numéraire, soit en inscription de cent mille francs de rentes sur l'État au porteur, ou transférées au nom de la ville, soit enfin en deux mille obligations de la ville de Paris.

Il est bien entendu que si le cautionnement est versé en numéraire, il ne sera pas productif d'intérêts tant qu'il restera dans la caisse municipale.

3° Ce traité ne sera définitif qu'après l'obtention de la sanction législative.

4° Aussitôt que cette sanction sera obtenue, le dépôt de

2

garantie fourni par **M.** Curtis formera le cautionnement définitif stipulé dans l'article 20 du projet.

5° Dans le cas où cette sanction serait refusée, ledit
dépôt de garantie sera restitué purement et simplement à
M. Curtis.

6° En considération de l'utilité publique de l'entreprise
dont il s'agit et des avantages qui doivent en résulter pour la
capitale, le Conseil émet le vœu que le présent traité soit
assimilé à ceux qui ont pour objet les travaux de l'État, et
que, par conséquent, il soit enregistré moyennant un droit
fixe.

Le Conseil déclare qu'il n'a adopté le traité ci-joint, entre
la ville de Paris et le sieur Curtis, que dans la profonde
conviction que l'administration municipale s'occupera sans
délai, sans relâche, de l'étude et de l'exécution des projets
qui auraient pour effet certain une augmentation considérable
dans le volume d'eau de Seine dont la ville pourrait disposer.
Cette augmentation paraît au Conseil d'autant plus désirable,
qu'elle donnerait les moyens d'opérer le balayage des voies
publiques d'une manière à la fois plus satisfaisante et plus éco-
nomique. Cette augmentation semble d'autant plus urgente,
qu'elle permettrait d'opérer dans les égouts de la ville des
chasses quotidiennes sans lesquelles ces belles, mais dispen-
dieuses constructions, loin d'amener le bien qu'on en attend,
deviendraient bientôt une cause perpétuelle d'infection et
d'insalubrité.

Signé au registre :

VILLE DE PARIS.

TRAITÉ

POUR LA DISTRIBUTION

DES EAUX DE SEINE

DANS PARIS.

(Délibération du Conseil municipal, du   )

ARTICLE PREMIER.

M. le préfet de la Seine, stipulant pour la ville de Paris, transfère par ces présentes, à titre de bail, à M. Timothy Abraham Curtis, banquier, ce acceptant pour lui ou pour une compagnie anonyme qu'il se réserve de constituer, le droit d'élever, de distribuer et de vendre, soit directement dans les maisons, soit à des fontaines marchandes les eaux de la Seine dans l'enceinte actuelle de Paris pour le temps, aux charges, clauses et conditions, et avec les réserves énoncées aux articles ci-après.

ART. 2.

Cette concession consiste :

1° Dans la participation au droit résultant pour la ville d'une ordonnance royale du 23 décembre 1829,

3

de prendre et d'élever les eaux de la Seine, pour les distribuer dans l'intérieur de la ville;

2° Dans le droit de poser sous toutes les voies publiques de Paris les tuyaux et conduites nécessaires à la distribution desdites eaux.

La ville s'engage à ne conférer à qui que ce soit, pendant la durée de la concession, le droit de placer sous les voies publiques appartenant à la ville et situées dans l'enceinte actuelle de Paris, des conduites pour la distribution et la vente des eaux de Seine.

Toutefois, elle se réserve la faculté de supprimer ou de maintenir dans leurs dimensions actuelles les conduites existantes au profit d'établissements déjà créés.

ART. 3.

Les fontaines marchandes que pourra créer le concessionnaire devront être ouvertes à tous les acheteurs.

Elles ne pourront être établies sur la voie publique; elles devront être placées dans l'intérieur des propriétés particulières, et disposées de manière à rendre facile le service des porteurs d'eau, sans gêner ni embarrasser la circulation du public.

Le choix des emplacements sera soumis à l'approbation de l'administration, après une enquête *de commodo et incommodo,* sur laquelle le conseil municipal donnera son avis.

Le concessionnaire aura la faculté de distribuer et vendre les eaux provenant de ces fontaines, en les faisant porter à domicile, ou en les livrant sur place.

ART. 4.

La ville de Paris se réserve expressément la faculté de conserver son service d'eau de Seine, d'augmenter indéfiniment le volume d'eau qu'elle élève aujourd'hui, d'améliorer et de changer son système d'élévation et de distribution, de maintenir ou de déplacer ses prises d'eau, d'en augmenter le nombre, et de les reporter jusqu'à la hauteur du pont d'Austerlitz, comme aussi d'établir tout système de filtration qu'elle jugera convenable, et enfin de disposer à son gré de l'eau de Seine qu'elle élève et qu'elle pourra élever sans aucune limite ni condition que celles ci-après :

La ville ne pourra filtrer avant la distribution plus de quatre-vingt mille hectolitres d'eau par vingt-quatre heures.

Elle fera de ces quatre-vingt mille hectolitre qu'elle a la faculté de filtrer, l'usage que bon lui semblera. Elle les distribuera, soit aux bornes et aux fontaines publiques, ou pour les services publics ou particuliers, soit aux fontaines marchandes établies ou qu'il lui conviendrait d'établir, ou par abonnement, ou enfin suivant tout autre mode,

Quant au volume d'eau excédant cette quantité, et qui ne pourra point être filtré avant la distribution, la ville en disposera à son gré pour le service de propreté et de salubrité et pour celui des bornes et des fontaines publiques, ainsi que des monuments et des établissements municipaux, départementaux et nationaux.

Le puisage gratuit, aux bornes et aux fontaines publiques, à l'aide de seaux et autres vases portatifs, sera autorisé par l'administration; mais elle devra défendre aux habitants le puisage aux bornes et aux fontaines publiques, autres que les fontaines marchandes, à l'aide de tonneaux ou de récipients de capacité analogue. Le concessionnaire constaterait et poursuivrait à ses

4

frais, risques et périls la réparation du dommage qui pourrait résulter pour lui des contraventions à cette défense.

La ville pourra encore disposer indéfiniment de l'eau qu'elle ne devra pas filtrer, par des abonnements qu'autoriseraient les délibérations du conseil municipal, soit pour l'agrément et les besoins du jardinage et de la culture, soit pour le service des établissements de bain, ou en faveur d'individus que ce conseil considérerait comme industriels. Le volume de chacun de ces abonnements ne pourra être inférieur à cent hectolitres par vingt-quatre heures, lorsque les conduites de l'Ourcq seront établies sous la voie publique donnant accès à la propriété pour laquelle l'abonnement sera réclamé, et à cinquante hectolitres, lorsque ces conduites ne seront pas établies.

La ville devra interdire aux souscripteurs des abonnements mentionnés au paragraphe qui précède, de disposer gratuitement, ou à prix d'argent, ou à quelque autre titre que ce soit, en faveur d'un autre particulier, de la totalité ou de partie de l'eau qu'elle leur fournira. M. Curtis aurait le droit de poursuivre à ses frais, risques et périls, et sans le concours de la ville, comme aussi sans aucun recours ni répétition contre elle, la réparation du tort que lui causerait toute infraction à cette prohibition. Cette action ne préjudiciera point à celle qui pourra être exercée au nom et dans l'intérêt de la ville par le préfet, afin d'exécution des clauses et conditions stipulées par chacun desdits souscripteurs, dans sa police d'abonnement.

En cas de contestation sur la quantité d'eau de Seine distribuée par la ville de Paris, le concessionnaire sera tenu de s'en rapporter aux déclarations de l'administration et aux états de distribution qu'elle produira à l'appui, sauf la preuve contraire; mais le concessionnaire ne pourra s'immiscer en quoi que ce soit dans le service ni dans les actes de l'administration.

ART. 5.

La ville se réserve, sans aucune limite ni condition, la libre disposition de toutes les eaux que peuvent et pourront produire les sources d'Arcueil, de Belleville, des prés Saint-Gervais et le canal de l'Ourcq.

Elle pourra augmenter indéfiniment le volume de ces eaux par tous les travaux qu'elle jugera convenables, soit en dérivant des cours d'eau, soit en recherchant de nouvelles sources, soit par tout autre ouvrage.

Elle aura également le droit de creuser des puits artésiens partout où elle le voudra.

Elle distribuera ces eaux à son gré dans toute la ville, soit gratuitement, soit pour les services publics ou particuliers, soit pour les vendre aux fontaines marchandes existantes, ou qu'il lui conviendrait d'établir, ou par abonnement, ou enfin à quelque autre titre que ce soit.

Elle pourra établir tout système de filtration de ces eaux qu'elle jugera convenable.

Mais elle s'interdit la faculté de faire à aucune compagnie, à l'égard des eaux de Seine et de celles mentionnées au présent article, une concession semblable à celle qui est l'objet du présent traité.

ART. 6.

Dans le cas où, à une époque quelconque de la concession, la ville renoncerait à vendre les eaux de la

Seine, le concessionnaire sera tenu de faire immédiatement et gratuitement en eau de Seine, tel qu'il existera
alors quant aux élévations, le haut et le bas service des
palais et jardins royaux, des autres établissements pu.
blics de l'État, des préfectures, des mairies, des hos-
pices, des maisons de charité, d'instruction publique,
et des autres établissements de la ville et du départe-
ment, soit civils, soit militaires, excepté les halles et
marchés, sans toutefois que le volume de ces fournitures
puisse excéder vingt mille hectolitres par vingt-quatre
heures.

Le concessionnaire sera tenu d'amener ses conduites dans toutes les voies publiques où seront situés
ces établissements publics, et sur les points qui seront
alors affectés au branchement de distribution de leurs
services; mais les dépenses afférentes à ces branche-
ments et au service intérieur des établissements ne seront en aucun cas à la charge du concessionnaire.

Le concessionnaire fait réserve de tous ses droits
contre tous individus non habitant de ces établissements
qui viendraient y puiser de l'eau pour un service
étranger.

ART. 7.

Dans le cas prévu par l'article 6, le concessionnaire
sera encore tenu de satisfaire gratuitement à toutes les
concessions particulières gratuites auxquelles la ville
pourrait, à cette époque, être tenue elle-même, en
vertu d'anciens titres, sous la condition néanmoins que
le volume des eaux à fournir ainsi par la compagnie
n'excédera pas six mille hectolitres par vingt-quatre
heures.

Il est bien entendu qu'au moyen des réserves faites par la ville dans les articles 4 et 5 du présent traité, et que, sauf les exceptions exprimées aux articles 6 et 7 ci-dessus, et sauf enfin les exceptions exprimées en l'article 19 ci-après, le service obligé du concessionnaire ne s'étendra pas au delà de l'obligation de concourir avec la ville à l'alimentation des besoins de la consommation personnelle, domestique et industrielle des habitants de Paris, et qu'ainsi tout service qui serait à faire dans l'unique intérêt de l'assainissement de la capitale ne concernera pas ledit concessionnaire.

ART. 8.

La prise d'eau ne devra être faite que dans la Seine en amont de Paris, au-dessus du confluent de la Bièvre.

ART. 9.

La durée de la concession est fixée à quatre-vingt-dix-neuf ans, qui commenceront à courir du jour de l'expiration du délai de dix ans accordés pour l'exécution des ouvrages. Ce délai courra du jour où le présent traité aura été sanctionné par l'autorité législative.

ART. 10.

Avant l'ouverture des travaux dans l'intérieur de Paris, et dans un délai de six mois au plus, à partir de la sanction législative, le concessionnaire remettra au préfet de la Seine pour être soumis à l'examen du conseil municipal et à l'approbation du ministre :

1° Un état général approximatif du volume d'eau à distribuer dans chacun des quarante-huit quartiers de Paris, d'après les besoins relatifs de la consommation

6

personnelle, domestique et industrielle des habitants de
chaque quartier;

2° Un plan général de distribution des eaux dressé
à l'échelle de un-dix millième.

L'examen auquel ce projet sera soumis aura pour
objet de reconnaître si l'état de répartition et si les dimensions et la disposition des conduites principales
combinées avec la pression, satisfont aux besoins respec-
tifs des divers quartiers de la capitale.

La décision de l'administration municipale devra in-
tervenir dans les trois mois qui suivront la remise, par
la compagnie, de l'état et du plan ci-dessus indiqués.

ART. 11.

Le concessionnaire sera tenu d'exécuter au plus tard
dans l'espace de dix années, à partir de la sanction
législative, tous les travaux de quelque nature qu'ils
soient, qui seraient nécessaires pour l'élévation et la
distribution de trois cent mille hectolitres au moins
d'eau par vingt-quatre heures.

Le délai de dix ans est accordé afin de donner au
concessionnaire les moyens d'établir le système des
conduites sans encombrer un trop grand nombre de
voies publiques à la fois. A cet effet la distribution des
travaux par campagne sera réglée d'avance avec l'administration.

Il devra établir dans le même délai et maintenir
sous toutes les voies publiques existantes, et successivement sous toutes celles qui seront ouvertes dans
l'enceinte actuelle de Paris, des tuyaux conducteurs
et distributeurs, de tels diamètres et dimensions qu'ils
puissent fournir chaque jour dans l'ensemble des quarante-huit quartiers de Paris, et conformément aux

dispositions qui auront été arrêtées en exécution de l'article 10, un volume d'eau de trois cents mille hecto-litres au moins.

A l'expiration de ce délai de dix années, le conces-sionnaire sera tenu de satisfaire à toutes les demandes d'abonnement d'eau qui lui seront faites par les ha-bitants de Paris, pour le bas service, conformément à l'art. 15.

Toutefois, l'administration pourra accorder au con-cessionnaire la faculté d'ajourner temporairement la pose des tuyaux dans les rues peu ou point habitées.

Cette faculté sera révocable à la volonté de l'ad-ministration.

Elle sera révoquée de droit toutes les fois que les habitants d'une de ces rues exceptionnelles réclameront ledit bas service et pourront réaliser des abonnements stipulés au moins pour cinq ans, et offrant l'intérêt à cinq pour cent du montant de la dépense nécessaire pour prendre l'eau sur le point le plus voisin et la conduire dans ladite rue.

ART. 12.

Tout le matériel des ouvrages, au fur et à mesure de leur exécution, appartiendra comme immeuble à la ville de Paris ; la jouissance et l'exploitation en étant ré-servées au concessionnaire, conformément aux dispo-sitions du présent traité.

ART. 13.

Tous les tuyaux placés sous les voies publiques se-ront en fonte ou en plomb, ou en autre métal ac-cepté par l'administration, et d'un diamètre suffisant

7

pour satisfaire à leur destination. Avant de les employer, ces tuyaux seront soumis à une épreuve de dix atmosphères de pression en présence des ingénieurs de la ville et aux frais du concessionnaire.

ART. 14.

An fur et à mesure du placement de chaque ligne de conduite, il sera tenu attachement contradictoire du diamètre intérieur, de l'épaisseur, du poids et du développement des tuyaux qui la composeront; l'emplacement de ces conduites sera tracé et coté sur des plans dressés à l'échelle adoptée pour les plans d'alignement de la voirie municipale de Paris. Le concessionnaire sera autorisé à prendre copie de ces plans de voirie: Ces copies ne pourront être faites que par les agents de l'administration, qui fixera le prix desdites expéditions.

Les feuilles d'attachement et le plan seront dressés en double expédition, aux frais de l'entreprise; l'une restera déposée au bureau de la ville, l'autre sera remise au concessionnaire.

La réception définitive des travaux aura lieu aussitôt après l'établissement des conduites qui devront être posées en exécution de l'article 11, sauf les réserves reconnues dans le même article; et lorsque le concessionnaire aura conduit dans chacun des quarante-huit quartiers de Paris, le volume d'eau qui aura été déterminé par l'adoption de l'état général mentionné en l'article 10.

Des réceptions partielles et supplémentaires auront lieu successivement pour les ouvrages qui auront été confectionnés plus tard, en exécution des trois derniers paragraphes de l'article 11.

ART. 15.

Le concessionnaire aura la faculté de diviser la distribution des eaux en bas et haut service.

Le bas service est obligatoire. Il consistera à fournir l'eau sur tous les points de la ville à 3 mètres au-dessus du sol de la voie publique au droit de la propriété.

A l'égard de ce bas service, le concessionnaire, à mesure de l'exécution des travaux dans chaque quartier et dans chaque rue, sera tenu de satisfaire à chaque demande d'abonnement qui lui sera faite lorsque le volume d'eau demandé s'élèvera au moins à cinq hectolitres par vingt-quatre heures et par maison.

Le maximum du prix annuel de ces eaux ne pourra excéder 7,000 francs, les deux cents hectolitres par vingt-quatre heures, soit que la distribution ait lieu dans les maisons, soit qu'elle se fasse aux fontaines marchandes.

Toute diminution faite par le concessionnaire sur le prix de son eau, devra durer trois ans au moins, sauf convention contraire avec les abonnés. Le présent paragraphe sera transcrit textuellement dans les polices d'abonnnement.

Le haut service portera l'eau à des hauteurs excédant 3 mètres. Ce service sera seulement facultatif pour le concessionnaire. Le prix en sera déterminé de gré à gré.

ART. 16.

Le concessionnaire s'engage à ne distribuer que de l'eau filtrée.

Il sera tenu de pourvoir, dans l'établissement des

machines, aux moyens d'assurer le service sans interruption, même en cas d'avaries et de réparation d'une partie quelconque desdites machines.

Le concessionnaire rétablira immédiatement à ses propres frais, par un pavage régulier, suivant le mode adopté maintenant ou qui le serait ultérieurement par l'administration, et non par un blocage, et entretiendra jusqu'à réception définitive, le pavé de la voie publique partout où il aura fait des tranchées pour le placement ou l'entretien des tuyaux de conduite ou pour d'autres travaux.

La réception du pavé ne pourra être faite qu'après un relevé à bout exécuté en saison convenable, et à six mois au moins du premier pavage.

Le concessionnaire devra employer exclusivement les entrepreneurs du pavé de Paris, qui, moyennant le prix de leur marché, seront obligés d'exécuter ces travaux aux clauses et conditions des baux d'entretien du pavé faits et à faire.

Tous les ouvrages d'art, les constructions, les machines, les conduites et toutes les dépendances de l'entreprise sans exception seront toujours entretenus en bon état par le concessionnaire, à ses frais ou par ses ayants droit, jusqu'à la fin de la concession.

Tous les travaux d'amélioration et de perfectionnement, de quelque nature qu'ils soient, seront pareillement aux frais de l'entreprise.

Le concessionnaire s'engage à mettre gratuitement

à la disposition de la ville de Paris deux mille hectolitres par vingt-quatre heures de son eau filtrée, les-
quels seront fournis chaque jour aux heures fixées par
l'administration municipale. Cette eau est destinée à
alimenter des fontaines municipales dans des quartiers
pauvres et populeux, dans ceux particulièrement où
l'eau de l'Ourcq ne peut pas arriver. Chacun (les porteurs d'eau à tonneau exceptés) sera admis à aller puiser gratuitement à ces fontaines.

Ces deux mille hectolitres d'eau seront pris sur les
conduites du concessionnaire, aux points que l'administration désignera.

Le concessionnaire ne pourra réclamer aucune indemnité à raison des eaux qui seraient prises à ses fontaines pour l'extinction des incendies. Il devra établir,
dans ce même intérêt, des bouches d'eau en tel nombre
qu'il sera jugé nécessaire par l'administration municipale sur le développement de ses conduites et particulièrement aux fontaines marchandes.

ART. 20.

Le dépôt provisoire de 2 millions fournis par le
concessionnaire, conformément à la délibération du
conseil, pour la garantie du présent traité, sera con-
verti en cautionnement définitif par le seul fait de la
sanction législative et versé immédiatement à la caisse
des dépôts et consignations dans les valeurs qui l'auront constitué.

Le concessionnaire jouira des intérêts que produiront
les valeurs qu'il aura déposées en cautionnement.

Ce cautionnement sera restitué aux époques et conditions suivantes, savoir :

1° Un premier quart lorsque le concessionnaire

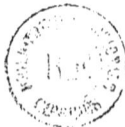

aura exécuté tous les travaux composant le système de prise, d'élévation et de filtration d'eau ; qu'il aura amené, à l'aide de ce système, l'eau de la Seine sur la place de l'Estrapade, et justifié du payement régulier, tant du prix de tous les immeubles acquis conformément à l'article 21 ci-après, que des fournitures qui lui auront été faites pour l'exécution desdits travaux ;

2° Et les trois autres quarts successivement, au fur et à mesure de l'achèvement dûment constaté des travaux de distribution dans Paris.

A cet effet, lors de la présentation du plan général de distribution desdites eaux conformément à l'article 10, il sera fait entre la ville et le concessionnaire un partage ou ventilation, en trois sections égales, des travaux à faire pour cette distribution ; et à mesure de l'achèvement de l'une de ces sections, un quart correspondant du cautionnement sera restitué.

Ces derniers remboursements n'auront également lieu que sur la justification du payement des fournitures qui auront été faites au concessionnaire pour l'exécution des travaux de chacune des sections ci-dessus.

ART. 21.

Sauf l'accomplissement des formalités prescrites par les lois et règlements, et des conditions stipulées par l'art. 3, le concessionnaire choisira les emplacements nécessaires pour l'établissement des prises d'eau au-dessus de l'embouchure de la Bièvre, ainsi que des machines, des réservoirs et des conduites, soit *intra,* soit *extra-muros.*

Les emplacements, sauf ceux destinés aux fontaines

marchandes, devront être achetés et non loués; ils ne pourront être affectés à aucun usage étranger au service des eaux.

Toutes les propriétés nécessaires pour ces diverses parties de l'entreprise seront acquises à la diligence et aux frais, risques et périls du concessionnaire, sans aucune contribution de la part de la ville.

Les acquisitions seront cependant faites en pleine propriété, au nom et au profit de la ville, sous l'acceptation de M. le préfet de la Seine; toutefois la jouissance de ces propriétés est réservée, à titre de bail, au concessionnaire, pour l'exploitation de la concession qui fait l'objet du présent traité.

Dans l'année des acquisitions, tous les immeubles devront être libérés, soit par payement ou consignation des prix, de toutes dettes, hypothèques et actions résolutoires.

A défaut de payement dans le délai ci-dessus fixé, l'administration municipale pourra prélever, sur le cautionnement du concessionnaire, les sommes nécessaires à sa libération intégrale; ledit concessionnaire sera alors tenu de rétablir son cautionnement dans son intégralité.

Faute par lui de remplir cette obligation dans le mois de sa mise en demeure, il encourra la déchéance prévue par l'art. 26.

Pendant toute la durée de la concession, le concessionnaire pourra proposer d'apporter à son système de prise, d'élévation et de filtration d'eau toutes les améliorations qui lui seraient suggérées par l'expérience; mais il ne pourra les opérer qu'après avoir soumis ses propositions au préfet, qui prendra l'avis du conseil municipal, et avoir obtenu l'approbation du ministre.

Si, dans ce cas, quelque partie des terrains acquis au nom de la ville devenait inutile aux besoins du service, la ville renoncerait en faveur dn concessionnaire, et sans indemnité, à son droit de propriété sur lesdits terrains; et, à cet effet, elle consentirait tous les actes nécessaires à la rétrocession ou à la revente de ces immeubles.

Il est bien entendu que les nouvelles acquisitions que nécessiteraient ces changements seront faites comme les précédentes, au nom et au profit de la ville de Paris, et toujours aux frais du concessionnaire.

ART. 22.

Pour l'exécution de tous les travaux et pour l'exploitation de l'entreprise, le concessionnaire devra se conformer à tous les règlements d'administration publique ainsi qu'à tous les règlements de police faits et à faire.

Il sera également tenu, sauf les dispositions des articles 21 et 29, de respecter tous les ouvrages publics et particuliers existant, soit au-dessus, soit au-dessous du sol, et de souffrir sans indemnité, ni dommages et intérêts quelconques, tous les changements qui pourront avoir lieu dans le niveau des voies publiques.

Il devra se soumettre pour le placement et la direction des tuyaux aux indications de l'administration.

Il sera responsable, soit envers l'administration, soit envers les tiers, de tous dommages quelconques occasionnés par la pose des tuyaux et par les pertes d'eau et les infiltrations.

Il sera tenu de garantir la ville de toutes actions qui seraient exercées contre elle à ce sujet par qui que ce soit.

A la réquisition de l'administration et pour des travaux d'intérêt municipal, ou de tout autre intérêt public, le concessionnaire devra déplacer ou rétablir ses conduites, mais aux frais de l'administration.

ART. 23.

Pendant toute la durée de la concession, le concessionnaire sera obligé de faire à ses frais, tant aux immeubles qu'aux objets mobiliers dépendant de l'entreprise, les grosses et menues réparations de toute nature, soit que la loi mette ces réparations à la charge des usufruitiers ou locataires, soit qu'elle les laisse à la charge des propriétaires. Le concessionnaire sera également obligé de faire à ses frais toutes constructions nouvelles ou reconstructions qui deviendraient nécessaires, et de pourvoir au remplacement des machines et tuyaux hors de service, et qui resteraient au concessionnaire.

Pour l'exécution de cette disposition, comme pour toutes les autres parties de son entreprise, il demeurera soumis au contrôle et à la surveillance de l'administration pendant toute la durée de la concession.

Avant l'expiration de la concession, il sera fait contradictoirement des reconnaissances de toutes les parties de l'entreprise, pour juger de leur état d'entretien et des réparations de toute nature.

Elle seront faites par cinq experts nommés, deux par la ville, deux par le concessionnaire, et le cinquième par les quatre premiers. En cas de refus ou de retard de l'une des parties pour la désignation des quatre premiers, ou de dissentiment sur le choix du cinquième, il sera pourvu par le conseil de préfecture aux nominations restant à faire.

Ces reconnaissances auront lieu, savoir :

La première, dix ans avant l'expiration de la concession ;

La seconde, cinq ans avant;

La troisième, deux ans avant;

Et enfin, la quatrième, un an avant cette expiration.

Les travaux que les experts jugeront nécessaires seront exécutés par le concessionnaire et à ses frais.

Tous les revenus de l'entreprise, pendant les dix dernières années, sont spécialement affectés à l'exécution de ces travaux jusqu'à due concurrence.

ART. 24.

Afin que la ville puisse être investie librement, quand il y aura lieu, de l'exploitation de l'entreprise avec toutes ses dépendances, le concessionnaire ne pourra aliéner aucune partie du service des eaux.

Il aura toutefois la faculté de faire des baux d'abonnement à long terme, mais à la condition expresse,

1° Que leur durée n'excédera pas le terme de sa concession ;

2° Que sur le prix de ces baux il ne pourra jamais être payé d'avance qu'un seul semestre ;

3° Que ces traités seront résiliés de plein droit, si bon semble à la ville, trois ans après qu'elle aura pris possession de l'entreprise pour quelque cause et à quelque époque que ce soit ;

4° Et enfin qu'ils seront également résiliés au moment où la ville viendrait à cesser le service après en avoir pris possession.

Les dispositions du présent article seront textuellement mentionnées dans tous les baux d'abonnement.

ART. 25.

A l'expiration de la concession, la ville réunira à sa propriété la jouissance et l'exploitation de tout le système de distribution des eaux de l'entreprise. En conséquence, les bâtiments, aqueducs, machines, pompes à feu ou autres, réservoirs, tuyaux, conduites, et généralement tous les ouvrages qui s'y rattacheront comme faisant partie intégrante du service, seront remis par le concessionnaire à la ville de Paris, en bon état de réparations de toute nature, pour en disposer, ainsi que des emplacements et terrains en toute propriété, comme elle le jugera convenable, et sans être tenue à aucune indemnité envers lui.

Lors de la remise des établissements, les approvisionnements en matériaux et en combustibles, que le concessionnaire aura faits pour son service, lui seront payés par la ville, au prix à fixer à l'amiable, ou par une expertise contradictoire, pourvu toutefois qu'ils soient reconnus être propres au service, et que leur importance n'excède pas les besoins de trois années.

ART. 26.

Si, dans la période de dix ans, le concessionnaire n'a pas achevé l'entreprise d'après les plans proposés par lui et approuvés par l'administration, ou s'il a abandonné les travaux, ou enfin si, après l'exécution des travaux, il ne les entretenait pas en bon état de service, ou si le service était interrompu par son fait : dans tous et chacun de ces cas, il sera mis en demeure; et si, après l'expiration de trois mois, il n'a pas satisfait aux réquisitions de cette mise en demeure, il sera déchu de ses droits de concessionnaire. Sa déchéance sera prononcée par le conseil de préfecture, sauf recours au conseil d'état.

Aussitôt que la déchéance aura été prononcée par le conseil de préfecture, et nonobstant tout pourvoi, la ville entrera en possession provisoire de l'entreprise et de ses dépendances. En conséquence, les propriétés, les fonds ou valeurs composant le cautionnement resteront à la disposition de la ville; les ouvrages faits, ceux qui seraient en exécution, les matériaux préparés, mis à pied d'œuvre, tous les approvisionnements existant dans les chantiers et magasins, les ateliers, équipages, instruments, ustensiles, et généralement toutes les valeurs mobilières et immobilières dépendant de l'entreprise, seront, par le seul fait de la déchéance, remis à la ville pour en disposer de la manière suivante :

La gestion provisoire sera faite par la ville en régie aux frais, risques et périls du concessionnaire, jusqu'à ce qu'il ait été statué définitivement sur la déchéance.

Dans le cas où la déchéance serait définitivement prononcée, la ville fera procéder immédiatement, et dans les formes administratives, avec publicité et concurrence, à l'adjudication de l'entreprise, pour le temps qui restera à courir sur la durée de la concession, et dans ce cas la régie continuera aux frais et aux risques du concessionnaire jusqu'à l'entier accomplissement des formalités suivantes.

Les clauses et conditions de cette adjudication auront pour objet de mettre l'adjudicataire au lieu et place du concessionnaire, en le substituant aux avantages et aux charges qui résultent du présent traité.

Tout individu devra, pour être admis comme enchérisseur, déposer préalablement un cautionnement de 2 millions de francs, semblable à celui stipulé en l'article 20 pour servir de garantie aux obligations que lui imposera le cahier des charges.

La mise à prix sera déterminée de concert par l'administration et par le concessionnaire déchu; sinon, et en cas de difficulté, la fixation en sera faite par deux experts, l'un nommé par la ville, l'autre par le concessionnaire, qui pourront s'en adjoindre un troisième; en cas de refus ou de retard de l'une des parties, lesdits experts seront nommés par le conseil de préfecture.

Le capital déterminé par l'adjudication appartiendra au concessionnaire déchu, sauf prélèvement des frais et indemnités qui pourraient être dus à la ville.

S'il ne se présentait pas de soumissionnaire, il sera procédé dans un nouveau délai de six mois, et dans la même forme, à une nouvelle mise en adjudication publique, aux mêmes conditions, avec la diminution d'un quart sur la première mise à prix.

Enfin, si après cette seconde épreuve il ne se présentait pas encore de soumissionnaire, il sera procédé dans la même forme, mais après un nouveau délai d'un an au moins, à une troisième adjudication sur une mise à prix fixée à moitié de la première.

Cette dernière adjudication sera définitive, lors même que l'offre la plus élevée serait inférieure à la mise à prix.

Dans le cas où il ne se présenterait aucun soumissionnaire, la possession de la ville deviendrait définitive. En conséquence elle serait propriétaire incommutable et sans indemnité, charges ni dettes quelconques envers qui que ce soit, tant du cautionnement restant que de tous les objets dépendant de l'entreprise, sans aucune exception.

Les dispositions du présent article ne sont pas applicables au cas d'empéchement résultant d'une force majeure ou d'un cas fortuit dûment constatés.

ART. 27.

Si le service régulier des établissements publics ou des concessions particulières venait à manquer sur un ou plusieurs points, par défaut d'alimentation des conduites, pour quelque cause que ce soit, et si, aussitôt après la notification du procès-verbal qui aurait constaté l'interruption de la fourniture des eaux, cette interruption ne cessait pas, l'administration municipale pourrait s'emparer du service, prendre provisoirement la direction de tous les établissements, et disposer de tout le matériel nécessaire pour opérer d'urgence la remise en activité immédiate et complète dudit service, le tout aux frais, risques et périls du concessionnaire.

L'administration municipale userait de cette faculté après une simple mise en demeure, et sans autre formalité judiciaire, soit dans les vingt-quatre heures, soit même dans un plus court délai, si elle le jugeait convenable.

Les dispositions du présent article ne sont pas applicables aux cas d'empéchements résultant d'une force majeure dûment constatée.

Les dommages et intérêts qui pourraient être dus aux abonnés pour cause d'interruption du service ne pourront être réclamés que contre le concessionnaire, la ville entendant en tous cas demeurer étrangère aux rapports du concessionnaire avec ses abonnés.

ART. 28.

Avant de créer la société anonyme dont il est ques-
tion dans l'art. 1er, **M.** Curtis pourra se donner des
associés ; mais ni lui ni ses associés n'auront le droit
d'émettre des actions ni des promesses d'actions avant
d'avoir justifié par-devant l'administration municipale
d'une dépense de six millions au moins.

ART. 29.

En vertu de l'article 63 de la loi du 7 juillet 1833,
et sous les conditions exprimées en l'article 21, le concessionnaire pourra exercer tous les droits conférés à
l'administration à l'effet d'exproprier pour cause d'utilité publique les propriétés nécessaires à l'exécution
des plans qui auront été définitivement arrêtés,

ART. 30.

Toutes les contestations qui pourront s'élever entre
la ville de Paris et le concessionnaire à l'occasion du
présent traité seront portées devant le conseil de préfecture, sauf recours au conseil d'état.

ART. 31.

L'administration n'entend, en aucun cas, se rendre
garant des contraventions qui pourraient être commises
par des tiers aux dispositions et prohibitions exprimées
dans le présent traité.

Elle n'entend pas davantage être responsable des
dommages que la compagnie pourrait éprouver par le
fait des tiers, quelle qu'en pût être la cause ou l'occasion.

En conséquence, le concessionnaire poursuivra les contrevenants et les auteurs de ces dommages devant qui de droit à ses risques et périls, et sans aucun recours contre la ville.

ART. 32.

Les frais de timbre, enregistrement et de toute nature, auxquels le présent traité et les annexes pourront donner lieu, seront supportés par le concessionnaire.

ART. 33.

Les conditions du présent traité sont arrêtées, *ne varientur,* entre les parties contractantes. Ainsi il ne pourra y être apporté aucune modification sans le consentement préalable desdites parties, et, en conséquence, sans que le conseil municipal de la ville de Paris ait été appelé à délibérer sur ces modifications.

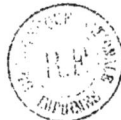

IMPRIMERIE ROYALE. — Décembre 1837.

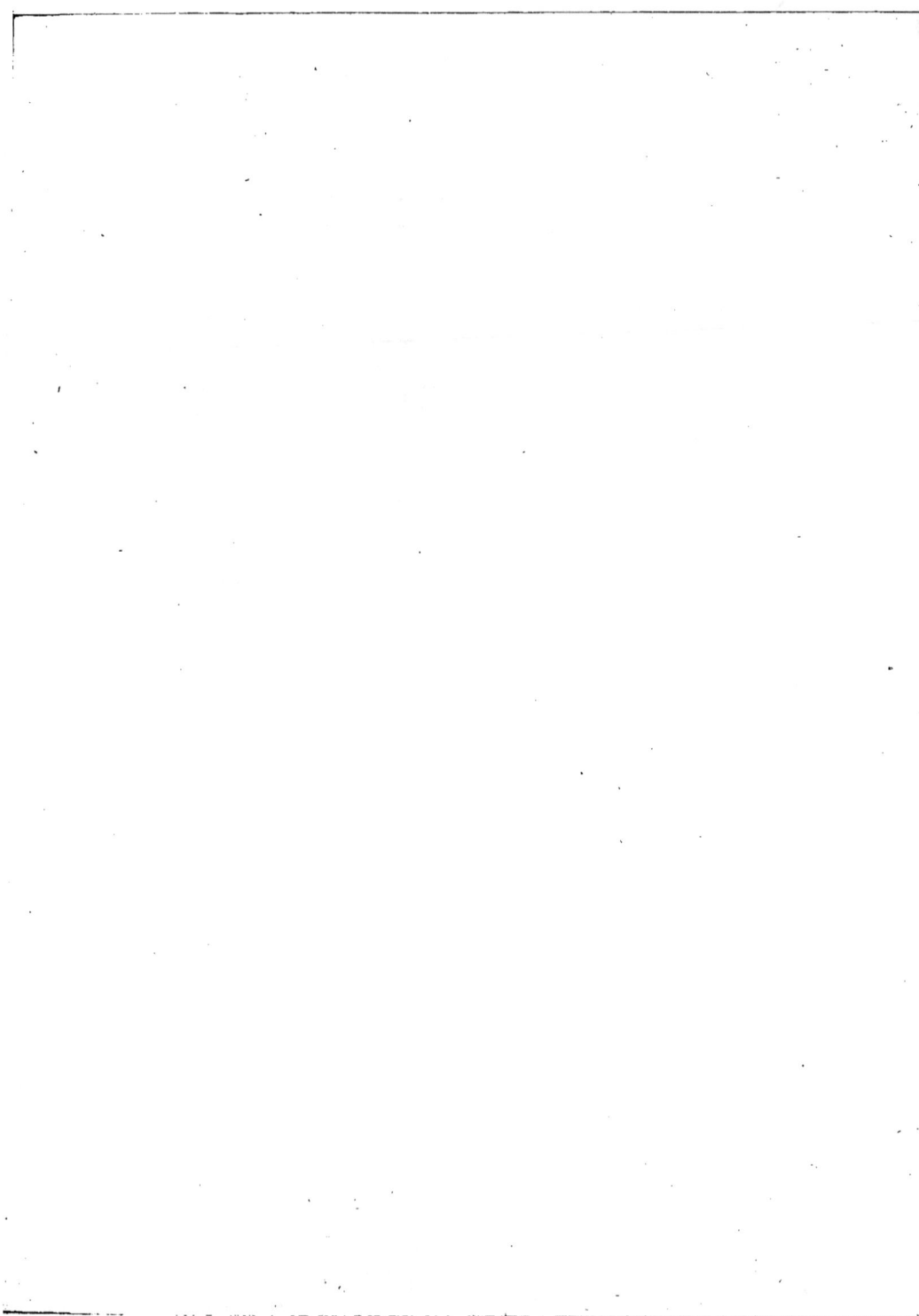

www.ingramcontent.com/pod-product-compliance
Lightning Source LLC
Chambersburg PA
CBHW060459200326
41520CB00017B/4850